AF312819

LES
CIMETIÈRES

SONT-ILS

DES FOYERS D'INFECTION ?

*Résumé de la question au point de vue hygiénique
social et moral*

PAR

J.-F.-E. CHARDOILLET

Prix : 25 centimes

PARIS

CHEZ TOUS LES LIBRAIRES

Juin 1881

LES

CIMETIÈRES

SONT-ILS

DES FOYERS D'INFECTION?

Lorsque, au mois d'avril 1874, l'administration du département de la Seine — préfet, M. Ferdinand Duval — appuyée par la deuxième commission du conseil municipal élu (1), voulut reprendre le projet de fermeture des cimetières de Paris et d'ouverture d'une nécropole unique à Méry-sur-Oise — projet que M. Haussmann, pendant l'Empire, avait dû abandonner sous le poids de la réprobation générale, — elle employa un moyen héroïque : elle *demanda* à ses ingénieurs un rapport sur les dangers des cimetières.

Ceux-ci rédigèrent différents mémoires qui peuvent se résumer ainsi :

1° Le sol de Paris est empoisonné, soit par les cimetières anciens et nouveaux, soit par les anciennes fosses d'aisances ; *la science en fournit la preuve.* Il faut donc éloigner les cimetières de Paris, afin d'éviter l'infection croissante des eaux souterraines et de la Seine elle-même (2) ;

(1) Voir le *Rapport présenté par M. Hérold, au nom de la 2° commission, sur le projet de création d'un cimetière parisien à Méry-sur-Oise* (annexe au procès-verbal de la séance du 11 avril 1874).

La 2° commission était composée de MM. Dubief, président; Leclerc, secrétaire; Denizot, Dumas, de Hérédia, Hérold, Leleux, Leneveux, Riant, Saglier.

(2) C'est cette affirmation qui suscita la question de la *crémation* (a). En effet, si MM. Belgrand et Alphand eussent dit vrai, si M. F. Duval et tant d'autres, dans le Conseil municipal et au dehors, avaient eu raison, l'incinération des morts restait le seul procédé logique et efficace pour écarter tout danger d'infection.

(a) Sur cette question, lire l'article du *Dictionnaire encyclopédique des sciences médicales*, par les Drs Lacassagne et Dubuisson, et l'article du Dr Dubuisson : *Le culte des morts et les cimetières*, dans la *Revue occidentale*, 1880.

2º Ces inconvénients ne tarderont pas à s'accroître si l'on fait des cimetières périphériques ;

3º Il faut absolument, dans l'intérêt de la salubrité publique, reporter les cimetières à une grande distance.

4º Prenez Méry (1) !

Toute la presse avancée et un certain nombre de conseillers municipaux, sans parler des académiciens, ayant adopté cette manière de voir, le public en fut à son tour ébranlé ; et devant l'imminence du péril, sur ce sol infect, dans cette atmosphère méphitique, devant ces eaux empestées, il se résigna, et on le vit sacrifier ses scrupules et son attachement pour les morts à l'intérêt de son existence menacée. La cause de Méry-sur-Oise, la plus grande pensée de la préfecture de la Seine, qu'elle soit représentée par MM. Haussmann, Ferdinand Duval ou Hérold, avait fait un pas.

Nonobstant, les savants se mirent à l'œuvre ; chimistes, micrographes, hygiénistes étudièrent à l'envi et arrivèrent, par l'analyse la plus minutieuse, à des conclusions que l'expérience avait d'avance indiquées, et qui se trouvent en opposition absolue avec la déclaration des savants de la préfecture de la Seine.

Ni le sol, ni les eaux, ni l'atmosphère de Paris ne sont contaminés par ses cimetières. Ceux-ci, convenablement aménagés, ne présentent aucun danger ; il n'est pas nécessaire de les éloigner de la capitale ; au point de vue hygiénique, *Méry ne s'impose point.*

Les effets nuisibles attribuables aux cimetières ne peuvent porter, avons-nous dit, que sur l'*air*, le *sol* et les *eaux ;* examinons donc ces trois cas (2).

(1) Voir surtout le premier Rapport de M. Belgrand, inspecteur général, directeur des eaux et égouts, etc., et l'annexe D.

Bien avant, en 1867, alors que M. Haussmann inclinait à la création des cimetières périphériques, les ingénieurs de la Préfecture, avec une égale autorité, avaient démontré leur *innocuité parfaite.* Ce qui a fourni à un homme de beaucoup d'esprit, M. Victor Fournel (a), l'occasion de rappeler l'anecdote classique : « — Dieu que cette femme est laide ! elle est affreuse. — C'est ma femme, monsieur. — Ah ! ah ! je la trouve charmante. »

(2) Nous empruntons la plupart des considérations qui suivent à un article de la *Revue scientifique* de M. Germer-Baillière, par le Dr G. Robinet.

(a) *La Déportation des morts,* brochure in-8º, Paris, 1870.

I. — L'altération de l'air pourrait provenir du dégagement de gaz toxiques sortis de la terre, ou bien de la propagation dans l'atmosphère de miasmes provenant de la même source.

Or la décomposition des cadavres enfouis est une véritable combustion organique, les produits en sont connus. Le principal est l'acide carbonique, qui provient de la combustion lente du carbone contenu dans toute matière organisée, végétale ou animale, herbes, feuilles, fumier, cadavres. Il peut s'en dégager du sol dans les cimetières, et les hygiénistes l'ont toujours considéré comme une des principales causes de leur insalubrité.

C'est une erreur.

Le Dr G. Robinet, dans un travail complet (1), a fait le calcul approximatif de la quantité *maxima* d'acide carbonique qui pourrait se produire dans tous les cimetières de Paris, et il est résulté de ses supputations, basées sur de nombreuses pesées de cadavres faites dans plusieurs hôpitaux, ainsi que des données les plus sérieuses sur la composition centésimale du corps humain au point de vue chimique, que cette quantité est infiniment moins considérable qu'on ne le supposait.

Le poids total des corps livrés chaque année aux cimetières, à Paris, est de 1,389,000 kilogrammes environ. Si tout leur carbone était dégagé à l'état de gaz acide carbonique, ils fourniraient 1,257,000 kilogrammes de ce gaz en cinq ans. Or, d'après les calculs de M. Boussingault, on peut évaluer la quantité d'acide carbonique produite par la respiration des hommes et des animaux, ainsi que par les différentes combustions, dans la même ville, à 18 millions de kilogrammes *en 24 heures.* A Paris également, la seule combustion du gaz d'éclairage (218, 813, 075 mètres cubes) a donné, l'année dernière, une quantité d'acide carbonique environ 3,500 fois plus considérable que celle qu'auraient pu fournir, *au maximum,* tous les morts enterrés dans les cimetières de la capitale depuis cinq ans. Le théâtre de l'Opéra fournit à lui seul,

(1) *Sur les prétendus dangers présentés par les cimetières en général et par les cimetières de Paris en particulier;* thèse pour le doctorat en médecine Paris, 1880.

par an, 13 fois plus d'acide carbonique que tous nos cimetières ensemble (1).

Il n'y a donc, de ce chef, aucun danger à redouter pour la salubrité publique de la part des cimetières.

La vérité est que c'est à l'acide carbonique *confiné* seul qu'il faut attribuer la plupart des accidents arrivés dans les lieux de sépulture, accidents bien moins nombreux qu'on ne le pense du reste (12 ou 15 cas consignés dans les auteurs, sur lesquels on s'appuie pour représenter les cimetières comme des foyers d'infection). Et encore attribuait-on ces accidents à « des émanations pestilentielles, à certains gaz subtils, à des miasmes insaisissables, » etc. En réalité, dans tous les cas d'asphyxie signalés, l'acide carbonique, accumulé dans des fosses ou des caveaux en vertu de sa pesanteur spécifique plus grande que celle de l'air, a été la principale cause des accidents. C'est ce qui arrive, bien plus fréquemment encore que dans les cimetières, dans les fours à chaux, les marnières, dans certaines caves, dans les cuves où s'effectue la fermentation du jus de raisin, etc.

Rien que le manque de documents relatifs aux gaz autres que l'acide carbonique qui pourraient se dégager au cours de la décomposition cadavérique aurait dû rendre plus circonspects ceux qui veulent absolument voir du danger dans la présence des cimetières. Aussi invoquent-ils à l'appui de leur opinion, aussi bien que les conséquences fâcheuses du dégagement de l'acide carbonique, celles non moins redoutables selon eux, mais qui ne sont pas davantage prouvées, de l'émanation de « certains gaz » et « de certains produits volatils. »

Or il n'y a que deux gaz dont la présence ait été constatée d'une façon précise dans l'air *confiné* des caveaux mortuaires, ou dans l'athmosphère immédiate qui entoure un cadavre en décomposition, par exemple l'espace clos de toutes parts d'un cercueil en plomb ; et ces gaz sont toujours toxiques : ce sont l'ammoniaque et l'hydrogène sulfuré, et, par suite de leur combinaison, le sulfhydrate d'ammoniaque.

(1) G. Robinet, *loco citato*; — Pellieux, *Observations sur les gaz méphitiques des caveaux mortuaires de Paris*, 1849 ; — J. Reiset, *Journal de pharmacie et de chimie*, 4ᵉ série, t. XXX, et *Comptes rendus de l'Académie des sciences*, etc., 1879.—Lavoisier, Boussingault, Quételet, *Œuvres*.

« On sait, dit M. Delaunay, de la manière la plus certaine, par des expériences scientifiques précises, et quoi qu'on ait pu dire d'erroné là-dessus, qu'aucune émanation n'arrive, dans l'état actuel, des caveaux à la surface du sol..... Les recherches d'un habile chimiste, M. Lefort, membre de l'Académie de médecine, ont établi que *les gaz les plus tenaces, produits dans le sol à une profondeur de 70 centimètres, sont absorbés et se combinent avant d'arriver à la superficie.* »

D'autre part, une série d'expériences faites par M. Schützenberger sur la terre des cimetières prise autour des cercueils, a permis d'établir qu'elle ne présentait aucune trace d'hydrogène sulfuré, d'ammoniaque, ni d'oxyde de carbone, les seuls gaz délétères dont on puisse *scientifiquement* admettre la production dans les conditions actuelles d'inhumation.

Ces expériences ont encore prouvé que les cadavres enterrés dans un sol suffisamment perméable et à une profondeur de $1^m,50$, disparaissent et sont brûlés en moins de cinq ans sans dégager ou laisser arriver à la surface du sol, ou même à $0^m,40$ ou $0^m,80$ de profondeur, aucun gaz délétère ou pouvant exercer sur le santé une mauvaise influence.

Aussi, à l'air libre, c'est-à-dire dans l'atmosphère même des cimetières de Paris, les réactifs les plus sensibles n'en décèlent-ils aucune trace, alors que le même jour, à la même heure, ces mêmes réactifs révèlent immédiatement la présence de ces gaz dans de nombreux cabinets d'aisances, éviers, caves, égouts, etc. (1).

A leur défaut, on pourrait invoquer, dans nos cimetières, la présence des *ptomaïnes*, de ces alcaloïdes de provenance cadavérique récemment découverts par le professeur Selmi ; mais on n'a pas encore prouvé qu'elles soient toxiques, on ne les a même pas accusées de l'être. D'ailleurs il faut employer, pour arriver à les extraire, les procédés les plus délicats de la chimie ; on ne les trouve qu'en quantité peu considérable, et rien ne prouve qu'elles ne résultent de la transformation d'autres principes pendant l'opération de l'extraction : car *« elles exhalent parfois un parfum semblable à celui de certaines fleurs* (oranger, églantier, etc.) *et de certains aromes, »* et ce n'est pas précisément là l'odeur caractéristique de la putréfaction

(1) Lavoisier, *OEuvres*; — Dr Warren, *Journal du Progrès*, 1830.

cadavérique. En outre, ces *ptomaines* se décomposent avec une extrême facilité au contact de l'air. Elles ne peuvent donc entrer en ligne de compte pour établir la nocuité des cimetières (1).

Quant aux miasmes, et par là nous ne pouvons entendre ces trop fameuses entités au moyen desquelles on frappe si aisément de terreur les populations, mais ces infiniment petits, ces microcosmes dont il n'est plus possible, après les travaux des micrographes actuels, M. Pasteur en tête, de contester l'existence, sinon la nocuité.

Loin de nous la pensée de nier la réalité de quatre ou cinq espèces de microbes dont le rôle meurtrier ne peut plus faire l'ombre d'un doute pour personne, tels que la bactéridie charbonneuse, le vibrion septique, le spirille d'Obermeyer, le micrococcus du choléra des poules, etc. Mais, sans nier que l'air puisse transporter des germes infectieux, ni que ceux-ci puissent pénétrer dans le torrent circulatoire, chez l'homme et chez beaucoup d'animaux, par les grandes voies d'absorption des muqueuses pulmonaires et digestives, ou par les surfaces dénudées d'épiderme et par celles des plaies à vif, comme il arrive dans les cas de septicémie et d'infection purulente, sans nier ces faits, qui sont maintenant presque classiques, nous devons examiner si, dans le cas qui nous occupe, les cimetières donnent plus spécialement naissance à des miasmes de ce genre, ou, pour parler scientifiquement, à ces légions de microbes, de bactéries, de vibrions dont l'existence est incontestable dans certains lieux bien autrement redoutables, notamment dans les salles de nos hôpitaux.

Déjà différents faits caractéristiques, tels que la disparition du virus charbonneux, au moment de la putréfaction et par son fait, dans le cadavre d'animaux morts du charbon (Pasteur, Collin), faits bien connus de tous les équarrisseurs, tendent à démontrer la destruction de ces germes par la combustion du cadavre au sein de la terre. Mais des recherches micrographiques très exactes, entreprises par M. Miquel notamment, au cimetière Montparnasse, prouvent qu'il n'existe pas dans les cimetières de foyers producteurs de germes de cryptogames spéciaux et différents de ceux que l'on rencontre partout.

(1) G. Robinet, *loco citato.*

Ce savant a établi, contrairement à l'opinion de plusieurs auteurs, que la vapeur d'eau qui s'élève du sol, des fleuves et des masses en putréfaction est toujours micrographiquement pure, c'est-à-dire ne contenant pas de microbes ; que les gaz qui proviennent de matières enfouies en voie de décomposition sont toujours exempts de bactéries ; que de l'air impur même, que l'on fait passer à travers des viandes putréfiées, loin de se charger de microbes, se purifie entièrement, à la seule condition que le filtre infect et putride soit dans un état d'humidité comparable à celui de la terre puisée à $0^m,30$ de la surface du sol. Enfin aucune des nombreuses espèces que M. Miquel a recueillies dans l'atmosphère des cimetières, isolées et inoculées aux animaux vivants, ne s'est montrée capable de déterminer des troubles pathologiques dignes d'être mentionnés (1).

D'après cela, nous sommes donc parfaitement fondés à mettre absolument de côté ces prétendues émanations miasmatiques, ces effluves mystérieuses au moyen desquelles certains hygiénistes ont effrayé si gratuitement le public inexpérimenté et dont quelques spéculateurs ont voulu tirer profit.

II. — Maintenant, dans quelle mesure le sol lui-même est-il altéré, infecté par suite de l'inhumation des morts?

Ici encore, des faits parfaitement précis et constatés vont pouvoir répondre (2).

Le temps nécessaire à la terre pour détruire complètement la matière organique que l'on y a enfouie varie considérablement suivant la nature physique et chimique du sol, depuis le cas de ces terrains où les corps sont pour ainsi dire dévorés en quelques jours, jusqu'à ceux, beaucoup plus fréquents, où l'on estime à cinq années, comme à Paris, le temps nécessaire

(1) Boussingault, *Recherches sur la composition de l'air atmosphérique* (1er mémoire); P. Miquel, *Nouvelles recherches sur les poussières organiques*, 1879 (Mémoires de Montsouris) ; — Pasteur, *Mémoire sur la bactéridie*, Comptes rendus de l'Académie des sciences, 1877. — Colin, *Analyse microscopique de l'air*; Bulletin de l'Académie de médecine, t. XXVII.

(2) Lossier, de Genève : *Des conditions d'un bon cimetière*, 1880 ; — Orfila, *Traité de médecine légale*, 1849, et *Traité des exhumations juridiques*, etc. — Schützenberger, *Rapport de la Commission administrative pour l'assainissement des cimetières*, 1881.

à la consumation complète du corps, et à vingt années, comme à Genève, ou même davantage en certains pays. Aussi les auteurs ont-ils beaucoup varié sur la durée nécessaire à cette opération, depuis Gmelin et Wilberg, qui pensaient que trente années lui étaient nécessaires, jusqu'à Maret qui croyait que trois seulement étaient suffisantes.

La législation ne varie pas moins à cet égard suivant les pays : à Francfort, vingt ans ; à Leipzig, quinze ans ; à Milan et Stuttgard, dix ans ; à Munich, neuf ans. En général, on estime à cinq années, en France, le temps nécessaire pour que la destruction soit complète ; mais cette limite n'a rien d'absolu et, dans beaucoup de cas, les terrains d'inhumation pourraient être repris et utilisés avant ce laps de temps. Dans la plupart des épreuves faites par Orfila et Lesueur, ces expérimentateurs ont trouvé les corps réduits au squelette au bout de quatorze, quinze ou dix-huit mois, même lorsqu'ils avaient été enterrés en bières et enveloppés d'une toile.

Au bout de ce temps, le sol, par suite surtout de l'action de l'oxygène de l'air, reprend ses premières qualités.

A cet égard on peut même affirmer, contrairement au dire de MM. les ingénieurs de la Préfecture de la Seine, d'après des expériences dont le nom seul de leur auteur, M. le professeur Schützenberger, garantit l'importance et la valeur, que, en ce qui concerne les cimetières de Paris, *la saturation du sol par la matière cadavérique n'existe ni au point de vue des gaz, ni au point de vue des solides*. Il résulte, en effet, des expériences de ce savant, que la composition chimique de tous les terrains, dans ces cimetières, offre des conditions suffisamment propres à l'absorption des gaz et à la transformation complète des matériaux solides et liquides fournis par la putréfaction des corps que l'on peut y enfouir. L'examen, en ce qui concerne les gaz notamment, a donné des résultats identiques à ceux que fournit la même analyse pour de bonnes terres arables.

Le sol de Paris n'est donc pas *empoisonné*, pas plus que son atmosphère.

D'ailleurs, s'il le fallait, rien n'empêcherait de modifier la composition du terrain des cimetières au moyen d'amendements appropriés, ou par des drainages spéciaux qui augmenteraient en intensité et en rapidité leur puissance com-

burante. Une telle modification n'est certes pas au-dessus
des moyens actuels de la chimie et de l'industrie.

III. — Relativement à l'altération possible des eaux, rien
de sérieux non plus n'a été établi.

Il a pu se trouver, par une cause ou par une autre, des cas
exceptionnellement défavorables, mais aucun n'a été constaté
dans le terrain de Paris, et tous sont loin d'être concluants,
il s'en faut.

Au contraire, ce qui ressort évidemment de l'étude des
faits, *c'est la merveilleuse puissance d'épuration que possède la
terre*, qu'on peut considérer comme un filtre parfait (1).

Il serait trop long de rapporter ici toutes les preuves de
la non-infection des eaux par les cimetières ; nous rap-
pellerons seulement que l'analyse chimique de l'eau d'un
puits situé au milieu du cimetière Montparnasse a indiqué
un liquide *de très bonne qualité*, et que, en ce qui concerne ces
organismes inférieurs, ces saprophytes si redoutés, qui
pourraient être charriés par les eaux ayant traversé les cimetières, M. Pasteur a démontré que les eaux de source qui
jaillissent de terre, même à une faible profondeur, sont pri-
vées de tout germe, à ce point qu'elles ne peuvent féconder
les liquides les plus susceptibles d'altération. — « De telles
eaux, dit ce savant, sont cependant en contre-bas des terres
que traversent incessamment, quelquefois depuis des siècles,
les eaux pluviales dont l'effet doit tendre constamment à
faire descendre les particules les plus fines des terres super-
posées à ces sources. Celles-ci, malgré les conditions propres
à leur souillure, *restent indéfiniment d'une pureté parfaite*, preuve
manifeste que la terre, en certaine épaisseur, arrête toutes
les particules solides les plus ténues. »

Et M. Bouchardat : « Nous arrivons à l'importante question
des infiltrations aqueuses chargées des produits divers provenant de la décomposition lente putride des corps. C'est un

---

(1) Robinet (de l'Académie de médecine), *Journal de pharmacie et
de chimie*, 1873 ; — Smith, *Mémoires de l'Institut*, 1850 ; — Dr Depaul, *Nouvelles observations présentées au Conseil municipal de
Paris*, juillet, 1874 ; — Boussingault, *Chimie agricole* ; — G. Robinet, *Thèse inaugurale* ; — MM. Pasteur et P. Miquel, *Comptes
rendus de l'Académie des sciences*, etc.

1.

point de vue qui doit toujours préoccuper les personnes chargées de choisir un emplacement pour un cimetière destiné à recevoir les inhumations d'une grande ville. Quoi qu'il en soit, *les exemples d'infection des nappes souterraines par cette cause manquent encore* (1). »

Enfin nous ferons observer qu'à Paris l'eau des puits, dont on a voulu faire un argument, est à peu près inusitée et, par conséquent, stagnante ou non renouvelée. On la trouverait infectée par des sels ammoniacaux, des azotates ou des microgermes, que cela ne tirerait pas à conséquence (2).

Quant aux faits plus ou moins constatés, dont nous avons parlé déjà, mis à la charge des cimetières et qui servent de base aux accusations élevées contre eux au nom de l'hygiène, on doit observer qu'ils datent tous du siècle dernier, alors que la chimie et la biologie n'étaient encore qu'ébauchées. On ne trouve, à cet égard, aucune observation moderne, c'est-à-dire datant de notre époque. Au contraire, les savants actuels qui se sont occupés de ce sujet ou des effets que peut produire la putréfaction animale, sont unanimes à reconnaître son innocuité. Telle est certainement l'opinion des auteurs contemporains les plus autorisés, tels que le Dr Warren, Bancroft, Andral, Parent-Duchâtelet, Orfila, et plus spécialement MM. les professeurs Depaul et Bouchardat.

Il n'est pas non plus inutile de rappeler qu'une foule de professions exposent aux exhalaisons putrides sans résultats fâcheux pour ceux qui les exercent.

Ainsi, malgré l'état de pourriture avancée dans lequel se trouve la graisse dont se servent les fabricants de chandelles et les savonniers, on sait qu'ils jouissent d'une santé parfaite et qu'ils ne sont sujets ni aux fièvres ni aux épidémies. Les tanneurs, corroyeurs, etc., sont dans le même cas : surtout, aucune de ces professions n'expose à des affections *spécifiques*, à l'exception du charbon, auquel ceux qui les pratiquent sont

(1) Voir la *Revue scientifique*, 2e série, 4e année, no 6.

(2) Voir comparativement : E. Belgrand, ingénieur, *Rapports à M. le préfet de la Seine*, 1874, et G. Robinet, *Thèse inaugurale*. Voir aussi les *Nouvelles observations* de MM. le professeur Depaul, Riant et Leclerc, et les *Observations au point de vue chimique*, en réponse aux Mémoires de MM. Alphand et Belgrand, et au Rapport de M. Hérold, par M. F. Gille, conseiller municipal.

plus particulièrement soumis, mais qu'ils ne contractent que par inoculation. Pourtant les ouvriers de ces divers métiers sont souvent obligés, surtout en été, de travailler des peaux dont la putréfaction est tellement avancée, qu'elles ont acquis une coloration verdâtre.

Même remarque pour les vidangeurs. Les gaz qui, confinés dans les fosses d'aisances, déterminent souvent l'asphyxie, ne produisent aucun trouble lorsqu'ils se trouvent mêlés à une quantité suffisante d'air atmosphérique. Les fossoyeurs aussi, loin d'être plus que les autres hommes sujets aux maladies quelconques, ou à contracter dans l'exercice de leur métier des affections spéciales, ont été de tout temps regardés, à tort ou à raison, comme jouissant d'une sorte d'immunité envers les maladies épidémiques.

A cet égard, les auteurs rapportent le fait suivant, que nous choisissons entre mille, parce qu'il a trait a des phénomènes particuliers dont la presse a fait dans ces derniers temps *une question*, sous le titre d'odeurs de Paris, empoisonnement de Paris, etc. (1) ; c'est le cas de la fabrique de *gras de cadavre* qui avait été montée à Conham, près de Bristol, d'après un procédé qui consistait à couper par morceaux des animaux de toute espèce, et à les faire *pourrir* sous l'eau dans des cuves criblées de trous, tandis que leurs vidanges étaient abandonnées à la putréfaction à la surface du sol. Or cette fabrique, tout en remplissant l'air de miasmes d'une odeur insupportable pour les inspecteurs, contremaîtres, ouvriers, et même pour les étrangers placés à sa portée, ne troubla cependant la santé de personne pendant les deux années qu'elle fut en activité.

Parent-Duchâtelet, dont l'autorité en pareille matière ne saurait être contestée, confirme les faits précédents par ses observations sur le clos de Montfaucon ; et M. Bouchardat (*Revue scientifique*) a pu écrire : « Commençons par reconnaître que, lors de l'annexion des communes suburbaines à Paris, la réserve consignée dans la loi du 16 juin 1859 de conserver les anciens cimetières qui se trouvaient hors de

(1) Sans doute il n'est pas agréable d'être assailli par de mauvaises odeurs, mais il ne s'ensuit pas que cela soit nuisible. Tout ce qui pue n'est pas, pour cela, dangereux ; il s'en faut.

l'ancienne enceinte, mais dans l'enceinte nouvelle, fut très sage. *Aucun inconvénient pour l'hygiène publique ne s'est révélé.* »

IV. — En résumé, on peut affirmer que, jusqu'à ce jour, *pas un seul fait positif n'a pu être mis à la charge des cimetières de Paris.*

Telle est, du moins, ce qui ressort des observations faites par la dernière Commission administrative instituée pour examiner et résoudre, au point de vue de l'hygiène publique, la question des cimetières de Paris. Dans cette Commission figurent, nous devons le rappeler, les savants les plus compétents et les noms les plus propres, dans l'espèce, à faire autorité (1). Pour nous, ses conclusions font loi, et M. Ernest Hamel, conseiller municipal de Paris, a pu, dans le projet qu'il a récemment déposé contre l'établissement du cimetière de Méry-sur-Oise, les résumer ainsi : « La question d'hygiène ne saurait être invoquée, car la Commission administrative nommée pour examiner cette question s'est prononcée pour *la parfaite innocuité des cimetières.* »

Ceci débarrasse d'une difficulté considérable la question des cimetières et permet de surseoir à l'institution de la crémation. On peut donc, à cet égard, rassurer en toute conscience le public et déplorer, avec Fourcroy, « les abus que certaines personnes faisaient, dès son époque, des découvertes de la physique et de la chimie moderne pour grossir et multiplier les plaintes contre l'air des cimetières et contre ses effets sur les maisons voisines. » — Il est même inouï que, sans tenir aucun compte des importants travaux qui ont renouvelé l'aspect de la question, le journalisme extrascientifique continue à soutenir les anciens errements.

Que l'on dise, si l'on n'a pas le courage de le supporter, que le spectacle de la mort est attristant, que, dans une vie

(1) **MM.** Schützenberger, professeur au Collège de France, vice-président du Conseil d'hygiène et de salubrité; Bouchardat, professeur à la Faculté de médecine, membre du même conseil; Bourgoin, professeur à l'École de pharmacie, membre du Conseil; Carnot, professeur à l'École des mines; Huet, ingénieur en chef des ponts et chaussées, etc.; Dr Dumesnil, vice-président de la Commission des logements insalubres, rapporteur.

d'industrialisme fiévreux, on n'a pas le temps de s'occuper des morts, qu'on avoue même des motifs de spéculation pour écarter de notre ville ses champs de sépulture, mais qu'on cesse d'avancer que les cimetières sont de véritables foyers d'infection, qu'ils sont susceptibles de développer le germe des maladies les plus graves ; que l'on cesse d'effrayer le public ignorant par des phrases et des mots sonores. Il est très facile de dire et de répéter partout que les cimetières sont une source d'émanations dangereuses ; mais des assertions ne sont pas des preuves.

Aussi ne croyons-nous plus possible que l'on vienne affirmer les dangers des cimetières en général et des cimetières de Paris en particulier ; et nous espérons que, dans une question de cette importance, le point de vue hygiénique étant écarté, les considérations de parfait bien-être matériel de l'industrialisme actuel céderont le pas au progrès moral, bien autrement important, déterminé par les salutaires exemples et les fortifiantes émotions que nous procure à tous le culte de nos morts vénérés (1).

(1) G. Robinet, *Thèse inaugurale.* — Voir les annexes.

ANNEXES

A

A Messieurs les membres du Conseil municipal de Paris.

Paris, le 29 mai 1881.

Messieurs,

Pour la seconde fois le Conseil municipal de Paris va être appelé à voter sur une des questions les plus graves qui puissent être soumises à ses délibérations, celle de l'établissement d'une nécropole définitive pour la capitale à Méry-sur-Oise, hors du département de la Seine, *à sept lieues du centre de la ville.*

Pour la seconde fois aussi les soussignés, appartenant au groupe positiviste, viennent adjurer les représentants des intérêts de la cité de lui conserver ses lieux de sépulture.

Les raisons qu'ils ont déjà données pour faire respecter le *statu quo* (avril 1874), et que l'on n'a jamais réfutées, se retrouvent aujourd'hui comme il y a sept ans et se retrouveront toujours puisqu'elles tiennent au fonds même de la nature humaine et de l'organisation de toute société ; les voici :

Le culte des morts, attribut exclusif et caractéristique de notre espèce, en liant dans les familles comme pour les nations les fils aux pères, les descendants aux ancêtres, le présent et l'avenir au passé, est une condition essentielle de la continuité des générations humaines et l'un des éléments principaux de la constitution de la société.

En outre, en développant en nous les affections les plus élevées et les plus désintéressées, en nous provoquant à la méditation et à la vie intérieure, ce culte a été et demeure l'un des moyens les plus répandus et les plus puissants d'éducation et de civilisation.

Enfin le culte des morts, ainsi que l'établissement de la tombe et des lieux de sépulture qui seul le caractérise suffisamment, faisant partie des institutions mères propres à toute population civilisée, il faut admettre comme un principe politique fondamental que le cimetière autant au moins que la Maison commune, l'École, ou le Temple, est un des éléments intégrants de l'agrégation des familles en municipalités, et qu'il ne saurait y avoir, par conséquent, de *cité sans cimetière.*

Ceci étant posé, il est certain, Messieurs, que retirer à Paris ses champs de sépulture et transporter ses morts hors de son territoire, serait, de la part du corps municipal institué pour défendre ses intérêts, lui dénier la plénitude de l'existence civique et porter au droit des familles, comme à celui de la ville, un coup funeste — dont vous ne voudrez pas, sans doute, partager la responsabilité — en ôtant à la plus grande partie de la population la source de ses consolations les plus légitimes et les plus respectables, en même temps que son principal moyen de culture morale.

Car, en pareille matière, entraver c'est détruire ; et l'on ne saurait méconnaître, malgré l'affirmation contraire et bien que l'on prétende ici supprimer la distance par la vitesse, que, transporter le cimetière de Paris à 27 kilomètres de ses murs, ou entasser administrativement dans des trains de chemin de fer les convois funèbres et les visiteurs isolés, ne soit porter une atteinte profonde au culte des morts en lui enlevant la solennité et le recueillement qui font son essence, l'absolue liberté et le respect qu'il impose, la proximité et les facilités dont il a besoin.

Mais d'autres motifs, quoique d'un ordre moins élevé, militent encore en faveur du refus que nous sollicitons de votre sagesse.

La modestie avec laquelle l'ouverture d'un champ d'inhumation à Méry-sur-Oise vient de vous être demandée par l'administration préfectorale ne doit pas vous faire oublier que l'adoption de cette mesure entraînera des dépenses lourdes.

Car on ne se contentera pas longtemps, une fois votre

acquiescement obtenu, du traité avec la Compagnie du Nord pour le transport des convois, ni de la mise en exploitation de la Garenne de Maubuisson, ni de l'inhumation facultative à la nouvelle nécropole (1). Ce n'est là *qu'une amorce*, en quelque sorte, et bientôt — les explications que M. le préfet de la Seine vient de fournir à votre deuxième commission en sont la garantie. — bientôt on vous donnera à entendre qu'il est de la dignité d'une ville comme Paris de faire plus grand et que, d'ailleurs, il n'est plus temps, vu les engagements pris par l'administration, d'en agir différemment. Alors il vous faudra voter le projet de 1874 avec chemin de fer municipal de Paris à Méry, raccordements dans Paris et sur le parcours, chemin de fer dans l'intérieur du cimetière, gares monumentales, appropriation et clôture du plateau, expropriations et indemnités de toutes sortes, etc. ; soit une dépense certainement inappréciable à l'heure actuelle, mais estimée déjà à *quarante-cinq millions* dans le rapport présenté au Conseil en avril 1874 par sa deuxième commission.

C'est le chiffre de M. Haussmann, nous dira-t-on justement, le taux d'estimation de l'administration impériale, qui a été considérablement réduit dans le rapport même de M. Hérold (avril 1874), sous la République, et que ce dernier atténue encore dans son mémoire du mois d'avril 1881.

Nous répondrons : Il faudrait n'avoir aucune idée des choses industrielles et administratives pour s'en remettre à ces assurances, pour s'en fier à ces réductions.

Que l'on prenne la peine, plutôt, de parcourir le tableau des emprunts de la Ville de Paris depuis 1870, et celui des dépenses de voirie dans la même période de temps ; que l'on veuille bien remarquer que M. Hérold, tout en flétrissant dans ses bulletins l'administration impériale, reprend un à un ses projets, conserve ses agents, exécute ses plans, suit ses procédés, et l'on sera édifié à ce sujet.

(1) M. le préfet de la Seine n'a-t-il pas dit dans son dernier Mémoire, page 19 : « Nous devons dès maintenant préparer la solution *définitive* du problème des cimetières parisiens, solution qui, je le répète, ne peut se trouver que dans l'établissement d'un champ mortuaire à Méry. Il faut, dès aujourd'hui, affirmer cette solution, tout en laissant au temps le soin de la démontrer aux incrédules. » ?

On pourra supputer, alors, ce qu'il nous en coûtera pour faire jeter les os de ceux que nous aurons aimés à sept lieues du point où ils auront passé leur vie et où ils seront morts !

Vous comprendrez de suite, Messieurs, l'inopportunité d'une mesure qui entraînerait un nouvel emprunt, la gravité d'une dépense aussi disproportionnée avec les facultés actuelles de la population parisienne ou de la matière fiscale sur laquelle on prélève chaque année le budget de la capitale, lorsque vous aurez considéré que ce budget, qui dépasse largement 200 millions, et qui augmente toujours, est soldé, en dernière analyse, par à peu près 1,500,000 salariés des professions libérales et manouvrières, sur lesquels les capitalistes, propriétaires, employeurs ou patrons, reportent tous leurs frais et au *centuple*, et qui suent sang et eau pour vivre ! Et vous reconnaîtrez sans aucun doute qu'augmenter encore dans une proportion aussi considérable les charges déjà écrasantes qui incombent à ces seuls vrais contribuables, pour ne point décevoir les acheteurs de terrains à Méry-sur-Oise, serait comprendre d'une assez singulière façon les intérêts de vos administrés et de vos électeurs.

C'est pourquoi nous venons à vous une seconde fois, vous prier de peser mûrement toutes ces considérations et de refuser à M. le préfet de la Seine le crédit qu'il vous demande pour ouvrir à bref délai sa nécropole.

Il vous dit encore — et envers des hommes moins sérieux que vous n'êtes cela pourrait avoir quelque poids — il vous dit : Prenez garde, le clergé va faire une agitation sur cette question, et cela dans un intérêt de boutique; pour ne pas voir diminuer son casuel, il va faire appel au sentiment de respect des morts si prononcé dans la population parisienne et protester contre Méry.

Nous ignorons si c'est pour un intérêt aussi misérable que les catholiques demandent actuellement, pour Paris, le maintien de ses lieux de sépulture, et nous répugnons à le croire. Mais nous affirmons que, pour les républicains sérieux, la considération de se trouver d'accord avec eux sur ce point essentiel ne doit aucunement leur faire changer d'avis. Les catholiques admettent, comme tous les honnêtes gens, que l'on ne doit ni tuer, ni voler, ni forfaire : est-ce une raison pour nous d'adopter l'opinion inverse ?

Quant au choix des nouveaux cimetières — si tant est qu'il n'y ait plus à compter sur les anciens — il est devenu facile, on peut le dire, depuis que l'étude expérimentale a fait justice du spectre de l'infection cadavérique des terrains, des eaux et de l'atmosphère, dont on a jadis épouvanté le public pour l'amener à résipiscence, et dont on a joué sans vergogne, il faut bien le reconnaître, au gré des entreprises de l'administration.

Le mieux serait d'agrandir les cimetières actuels, ou de créer des *cimetières multiples à proximité des fortifications*, correspondant par exemple aux secteurs de 1870 (1).

Mais, à défaut de cette solution, qui paraît rencontrer des obstacles administratifs que l'on saurait certainement surmonter si on le voulait, un autre moyen se présente à beaucoup d'esprits. En effet, deux immenses régions appartenant à la ville de Paris, que nous avons signalées dès 1874 comme devant suffire indéfiniment aux inhumations de la capitale, dont on n'aurait, du reste, à occuper que de minimes *parcelles*, qui ne nécessiteraient aucun frais d'achat et dont l'aménagement serait infiniment moins coûteux que tout autre : *le bois de Vincennes et le bois de Boulogne*, pourraient être mises aussitôt, au fur et à mesure des besoins, en état de recevoir nos morts, toutes satisfactions données aux conditions sociales et morales du culte funéraire, à la salubrité publique et à l'économie de nos deniers.

ONT SIGNÉ :

MM.

Pierre LAFFITTE, Directeur du Positivisme, 10, rue Monsieur-le-Prince.

Fabien MAGNIN, ouvrier menuisier, Président honoraire de la Société positiviste de Paris, 22, rue Suger.

Isidore FINANCE, ouvrier peintre en bâtiments, Président de la Société positiviste, 36, rue du Roi-de-Sicile.

E. LAPORTE, ouvrier mécanicien, vice-président, 80, rue Vaneau.

BÉNARD, comptable, Président de la Bibliothèque populaire positiviste de la rue Réaumur, 6, avenue Trudaine.

Amable GAZE, Président du Cercle d'études sociales et professionnelles des Cuisiniers de Paris, 26, rue des Grands-Augustins.

Etc., etc., etc.

(1) Voir les annexes B et C.

B

*Contre-projet déposé par M. Ernest Hamel
au projet d'établissement de cimetière à Méry-sur-Oise.*

Messieurs,

Saint-Just, dans ses *Instututions républicaines*, voulait que les cimetières, au lieu d'être les désolantes et arides nécropoles que vous connaissez, fussent de véritables oasis, de riants paysages, où les vivants prissent plaisir à venir s'entretenir avec les morts, où des arbres donnant de splendides ombrages, et des fleurs incessamment renouvelées, offrissent, à côté d'un aspect enchanteur, les conditions les plus favorables à l'hygiène.

De riants paysages pourraient être certainement créés dans le cimetière de Méry, que l'administration se propose de faire voter; mais Saint-Just demandait, en même temps, que les vivants ne s'éloignassent pas trop des morts, afin de rester en perpétuelle communication avec eux. Il avait raison, et la population parisienne, qui a au suprême degré le culte des souvenirs et le respect des morts, se fera difficilement à l'idée d'exiler au loin ceux qu'elle a perdus et d'entreprendre un voyage presque lointain pour les enterrer et leur rendre visite.

La cité des morts doit être l'annexe de celle des vivants. Le cimetière est la promenade des affligés, la promenade chère aux innombrables familles qui ne veulent pas se séparer de leurs morts et qui les visitent souvent, en attendant qu'elles aillent les rejoindre. Elles n'admettront jamais qu'on le relègue à 30 kilomètres, quelles que soient d'ailleurs les facilités de voyage qu'on leur promette.

Pourquoi s'en aller à Méry quand on a autour de soi, dans la zone militaire, des milliers d'hectares frappés pour ainsi dire de non-valeur et dont on pourrait faire, dans les parages les plus éloignés des habitations, ces riants paysages et ces véritables oasis dont parlait Saint-Just?

La question d'hygiène ne saurait être invoquée, car la Commission administrative nommée pour examiner cette question s'est prononcée pour la parfaite innocuité des cimetières. Loin d'être des foyers d'infection, les cimetières, placés sur la périphérie de Paris, dans la zone militaire, et où une place serait réservée pour la crémation volontaire, assureraient, grâce à leurs ombrages et à leurs arbres toujours verts, la salubrité de l'air.

Par ces motifs, Messieurs, j'ai l'honneur de vous présenter le projet de délibération qui suit :

Le Conseil,

Considérant que le projet d'établissement d'un cimetière à Méry-sur-Oise, à près de trente kilomètres de Paris, ne saurait donner satisfaction aux besoins moraux de la population parisienne;

Considérant qu'on ne saurait comprendre non plus qu'il fût distrait certaines portions du bois de Vincennes ou du bois de Boulogne pour y établir un cimetière métropolitain ;

Considérant d'ailleurs qu'il est important que les cimetières, tout en étant en dehors du mur d'enceinte, restent autant que possible à proximité des familles;

Considérant qu'il existe, dans la zone des fortifications, des terrains vagues convenant merveilleusement à l'établissement de nos cimetières,

Délibère :

Art. 1er. — Il sera établi, sur la périphérie de Paris, dans la zone des fortifications, au nord, à l'est, au sud et à l'ouest, dans les parages les plus éloignés des habitations, quatre cimetières d'une contenance de cent hectares chacun.

Art. 2. — L'administration est invitée à s'entendre avec l'autorité compétente pour l'exécution de la présente délibération.

E. HAMEL, conseiller municipal.

Paris, le 29 mai 1881.

C

Contre-projet déposé par M. Maillard, conseiller municipal.

Considérant qu'en 1860 l'autorité a décidé la création sur le plateau de Méry-sur-Oise, à 26 kilomètres de Paris, d'une vaste nécropole d'une étendue de 820 hectares, destinée à assurer pendant de longues années le service des inhumations parisiennes ;

Que 512 hectares ont été achetés, que les prix ont varié de 1,800 fr. à 2,800 fr. par hectare ; que 312 hectares restent à acquérir et devront, d'après les prévisions, coûter de 3 à 3,510 fr. l'hectare, ce qui avec l'intérêt du prix déjà payé représentera pour l'achat des terrains une dépense d'au moins 4 millions de francs, ci 4.000.000

Qu'un chemin de fer d'une longueur de 26 kilomètres devra être construit à l'effet de mettre Paris en communication avec Méry, et que cette dépense s'élèvera à une somme qu'on ne peut évaluer à moins de 13 millions de francs, ci . . 13.000.000

Qu'une gare mortuaire à édifier à Paris, près du cimetière du Nord (Montmartre), devra coûter, d'après les prévisions de l'administration, environ 6 millions de francs, ci 6.000.000

Ce qui porte la dépense de premier établissement, rien que pour l'acquisition du terrain et la construction du chemin de fer et de la gare mortuaire, à une somme d'environ 23 millions de francs, ci. 23.000.000

Considérant que la population parisienne n'a cessé depuis 1860 de protester contre la création d'un cimetière unique à une distance aussi grande de Paris ;

Qu'en effet, cette distance d'une longueur d'aller et retour de 52 kilomètres, ne pouvant être franchie qu'en chemin de fer, aurait pour conséquence non seulement de rendre difficile et souvent même impossible pour la population parisienne (à raison de la dépense qu'elle se trouverait dans la nécessité de s'imposer et de l'impossibilité où se trouverait de son côté l'administration de mettre à la disposition d'un public nombreux un matériel roulant suffisant) d'accompagner ses morts à leur dernière demeure et de témoigner ainsi son profond respect pour leur mémoire, mais encore de placer les citoyens dans la dépendance absolue de l'autorité qui, en vue d'empêcher les manifestations, pourrait leur refuser la faculté de suivre jusqu'au cimetière les convois d'hommes politiques et, aux jours des grands anniversaires, leur refuser la faculté d'aller selon l'usage déposer des couronnes sur les tombes des hommes qui ont illustré leurs noms au service de la démocratie ;

Qu'il y a donc lieu de rechercher s'il serait possible de remplacer le terrain de Méry par un terrain plus rapproché de Paris et pouvant recevoir la même destination ;

Considérant qu'en 1860, en vertu de conventions intervenues entre l'État et la Ville de Paris, conventions approuvées par la loi du 7 juillet 1860, l'État a cédé à la ville de Paris le bois de Vincennes, qui faisait partie de la dotation de la couronne, et sur lequel la ville a créé une promenade d'une superficie de 920 hectares ;

Qu'en détachant de ces 920 hectares 300 hectares confinant aux fortifications, en face l'avenue Daumesnil, on pourrait ainsi créer, à la porte de Paris, un cimetière assez étendu pour assurer pendant un siècle et demi le service des inhumations parisiennes, puisque les cimetières ouverts dans Paris et la banlieue depuis le commencement du siècle, et tous non encore complètement remplis, n'ont ensemble qu'une superficie de 145 hectares ;

Que les émanations dangereuses qui se dégagent des cimetières ne sauraient être à redouter par suite de l'établissement à l'est de la ville de cette vaste nécropole, attendu que le terrain du bois de Vincennes est un terrain sablonneux, et, comme tel, se prête plus que tout autre à l'usage d'un cimetière, et qu'en outre, dix mois sur douze, c'est le vent d'ouest qui souffle sur Paris ;

Que, de plus, la ville ne se trouverait point entravée dans son développement ; attendu qu'obéissant à la loi commune, c'est surtout vers l'ouest que Paris s'agrandit ;

Qu'enfin, au point de vue de la dépense, la ville éviterait ainsi un sacrifice d'au moins 23,000,000, puisqu'elle n'aurait plus de terrains à acheter, et n'aurait plus à construire un chemin de fer et une gare mortuaires, devenus désormais inutiles ;

Considérant, enfin, que si dans la loi précitée du 7 juillet 1860, autorisant la cession par l'État à la ville de Paris des 920 hectares qui forment aujourd'hui la promenade du bois de Vincennes, il a été stipulé que le ministre de la guerre aurait toujours le droit de se servir de cette promenade pour faire manœuvrer les troupes, on peut affirmer que les 620 hectares laissés libres seraient plus que suffisants non seulement pour servir de promenade à la population, mais encore pour satisfaire, le cas échéant, aux besoins de l'armée ;

Que, dès lors, rien ne s'opposerait à ce qu'il fût demandé et obtenu du pouvoir législatif une modification à ce paragraphe de la loi de 1860, relativement à l'affectation nouvelle à donner aux 300 hectares confinant aux fortifications, surtout en présence du projet, aujourd'hui en voie d'exécution, d'établir à une distance plus éloignée de Paris une nouvelle ligne de forts détachés ;

Le soussigné a l'honneur de proposer de suspendre l'acquisition des terrains de Méry, éloignés de Paris de 26 kilomètres, et de mettre à l'étude la possibilité d'utiliser 300 hectares à prendre sur les 920 qui forment la promenade du bois de Vincennes, propriété de la ville de Paris depuis 1860, à l'effet de créer à l'est de la ville, boulevard Poniatowski, en face de l'avenue Daumesnil, une vaste nécropole pouvant assurer pendant un siècle et demi le service des inhumations parisiennes.

D

Les variations de M. Belgrand.

On ne les connaît pas toutes lorsque l'on sait que l'illustre ingénieur, partisan des cimetières périphériques en 1867, en devint l'ennemi irréconciliable en 1874. En effet, en 1876, il contresigna et approuva le remarquable rapport de M. Schlœsling sur l'épuration des eaux d'égout par le sol (1). Or, comment celui-ci pourrait-il épurer celles-là si, comme l'a prétendu M. Belgrand en 1874, la terre était incapable de transformer les débris humains, la matière organique des cimetières, et si, au bout de quelque temps, elle en restait saturée et infectée?

C'est cette dernière contradiction que M. Dumesnil a bien fait ressortir dans le rapport de la Commission administrative (1881) dont nous avons parlé précédemment.

(1) M. Hippolyte Stupuy a donné une très bonne analyse de ce document dans la livraison du *Moniteur scientifique* (Quesneville) du mois d'avril 1877 : Assainissement de la Seine, épuration et utilisation des eaux d'égout.

Paris. — Imp. Vve P. LAROUSSE et Cie, rue Montparnasse, 19.

Paris sans cimetières, par le Dr ROBINET, broch. in-8°.
Paris, 1869.

**Considérations générales à propos des cimetières de
Paris**, par M. Pierre LAFFITTE, 1 vol. in-8°, chez
E. LEROUX, 28, rue Bonaparte, Paris, 1874.

**Adresse des Positivistes de Paris à MM. les membres
du Conseil municipal**, 1 feuille in-4°, Paris, 20 avril
1874.

Article crémation, par les Drs DUBUISSON et LACASSAGNE,
dans le *Dictionnaire encyclopédique des sciences médicales*.

Le culte des morts et les cimetières, par le Dr DUBUISSON,
dans la *Revue occidentale*, 1880.

**Sur les prétendus dangers présentés par les cimetières
en général et par les cimetières de Paris en particulier**,
thèse pour le doctorat en médecine, par G. ROBINET,
pharmacien de 1re classe, licencié ès sciences phy-
siques, etc., in-4°. Chez Octave DOIN, 8, place de
l'Odéon, Paris, 1880.

Paris. — Imp. Ve P. LAROUSSE et Cie, rue Montparnasse, 19.